STIEVE

ÜBER DEN HEUTIGEN STAND DER NEURONENLEHRE

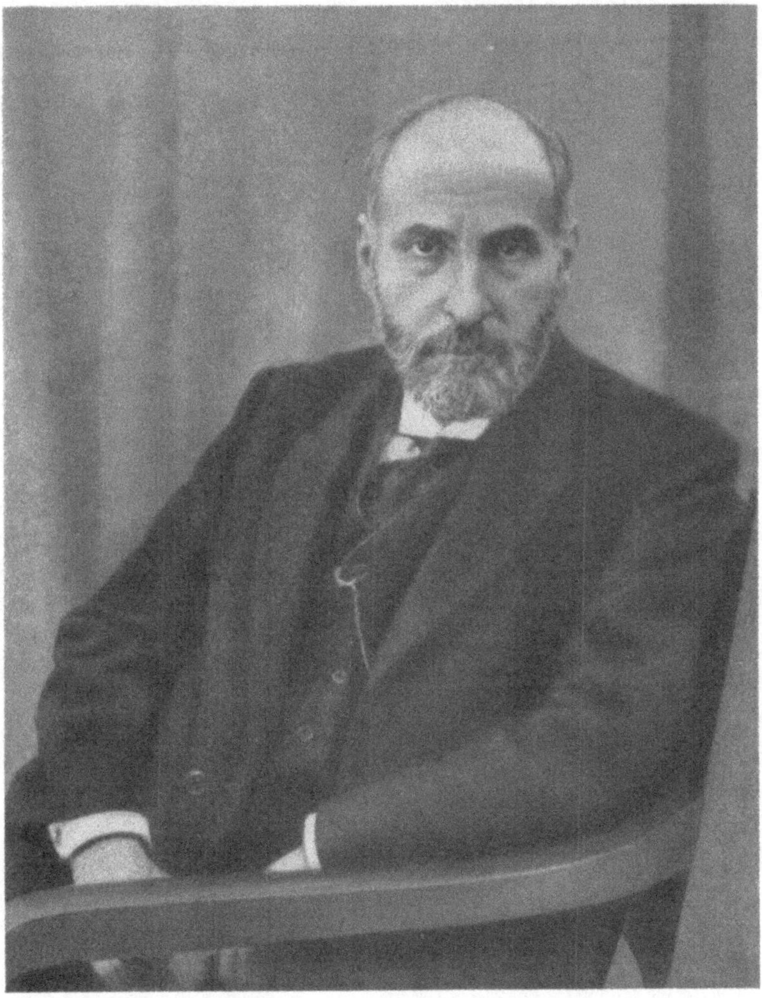

Santiago Ramon Cajal

DEUTSCHE AKADEMIE DER WISSENSCHAFTEN ZU BERLIN

VORTRÄGE UND SCHRIFTEN

HEFT 46

ÜBER DEN HEUTIGEN STAND DER NEURONENLEHRE

Zum 100. Geburtstag von S. Ramón y Cajal

Mit einem Bilde

von

H. Stieve

1952

AKADEMIE-VERLAG BERLIN

Für die „Vorträge und Schriften“
angenommen in der Plenarsitzung vom 6. 3. 52

Erschienen im Akademie-Verlag GmbH., Berlin NW 7, Schiffbauerdamm 19
Veröffentlicht unter der Lizenznummer 1218
des Amtes für Literatur und Verlagswesen der Deutschen Demokratischen Republik
Gedruckt in der Buchdruckerei Oswald Schmidt GmbH., Leipzig III/18/65
Bestell- und Verlagsnummer 2003/46
Preis DM 2,–
Printed in Germany

Am 1. Mai jährt sich zum hundertsten Male der Tag, an dem Santiago Ramón y Cajal in Petilla de Arazon geboren wurde. Sein Vater war dort Wundarzt II. Klasse, er hatte aus Geldmangel seine Studien nicht vollenden können, es gelang ihm aber später noch, seine Prüfungen abzulegen; dann wurde er ein gesuchter Arzt, angesehener Operateur und „ein bescheidener Chirurg energischen Charakters, er besaß eine kräftige Gesinnung und überließ mir die Religion der herrlichen Willenskraft, den Glauben an die Arbeit, die Überzeugung dessen, daß beharrlich strebende Anstrengung dazu führt, den Muskel wie das Gehirn zu trainieren und somit uns befähigt, die Mängel der Natur auszugleichen, sowie Charakterfehler zu überwinden, was zweifellos zu dem Schwierigsten im Leben gehört. Von meinem Vater erwarb ich ferner den Trieb zum Schaffen und faßte den Entschluß, niemals zurückzuschauen, um das gewünschte Ziel zu erreichen." So schildert Cajal selbst am Ende seines Lebens den Vater und bezeichnet ihn als seinen eigentlichen Lehrer, der ihm Unterricht im Lesen und Schreiben, in Erdkunde, Geschichte, Rechnen und Französisch erteilt habe.

In der Jugend müssen Vater und Sohn nicht immer einverstanden miteinander gewesen sein, Cajal liebte die Natur und hatte stets einen ausgesprochenen Widerwillen gegen Menschen. Er war ein unermüdlicher Turner, kletterte gerne auf Bäume und Hausdächer und beschäftigte sich auch anderweitig vielfach mit Sachen, die nicht den Beifall seiner Lehrer fanden. Er bezeichnet sich selbst als einen besonders gefürchteten Straßenjungen. Außerdem beschäftigte er sich viel mit Zeichnen und Malen. Er wollte Maler werden. Sein Vater, der dies als brotlose Kunst betrachtete, wollte ihn Arzt werden lassen. Um ihn zu bändigen, schickte er ihn im Alter von neun Jahren in eine Klosterschule, wo er zunächst mit sehr viel Prügeln und wenig Verständnis erzogen wurde, er haßte vor allem das Latein und übte sich heimlich weiterhin im Zeichnen. Um ihn noch besser zu erziehen, gab ihn der Vater als Lehrling zu einem Barbier, später zu einem Schuster, bei dem er sich ganz ausgezeichnet bewährte. Weniger gut war er auf der Schule, er besuchte gleichzeitig die Zeichenschule und das Gymnasium, seine Lehrer bezeichneten ihn als sehr begabten Schüler, trotzdem gelang es ihm nicht, die Abschlußprüfung zu bestehen, und zwar aus besonderen Gründen. Er hatte auf einer weiß getünchten Wand Scherzzeichnungen seiner Lehrer entworfen, sein Philosophieprofessor entdeckte sie und war, ebenso wie seine Kollegen, wenig erbaut, sich in dieser Weise dargestellt zu finden. Diesem Umstand schreibt Cajal es zu, daß er die Abschlußprüfung nicht bestand. Er war wirklich kein guter Schüler gewesen, und hatte auch reichlich Eigenschaften gezeigt, die nicht geeignet sind, bei seinen Lehrern Freundschaft und Zuneigung zu erwecken. Nach seinen Leistungen wäre er jetzt niemals zum Studium zugelassen worden. Damals war es anders. Angeleitet durch seinen Vater, studierte er seit dem 16. Lebensjahre Anatomie, hauptsächlich die Knochen, die er sich heimlich des Nachts auf dem Friedhof holte. Gleichzeitig studierte er auf der Schule und bestand schließlich die Bakkalaureatsprüfung, kam dann als Gehilfe zu einem Wundarzt nach Zaragoza und bestand trotz reichlicher künstlerischer Ablenkung mit 17 Jahren die Vorbereitungsprüfung. Dann wurde er an der medizinischen Fakultät eingeschrieben. Schon am Ende des zweiten Studienjahres wurde er Assistent. Er beschäftigte sich eingehend mit Anatomie und Physiologie, nebenher auch ausgiebig mit Philosophie und besonders gründlich mit Leibesübungen. Er entwickelte sich dabei geradezu athletisch. Da er aber zu bemerken glaubte, daß die übermäßige Entwicklung der Körperkraft seine geistigen Fähigkeiten minderte, beschäftigte er sich als Gegenleistung sehr eingehend mit Philosophie, vor allem nahmen ihn

Fichte und Berkeley gefangen. Mit 21 Jahren wurde er Lizentiat der Medizin.

Durch das Wehrgesetz gezwungen mußte Cajal dann dienen; nach einer Vorbereitung von wenigen Monaten wurde er Militärarzt. Er kam zu dem Regiment von Bangos, das gegen die Karlisten stand, später, im Jahre 1874, zum Expeditionsheer nach Kuba. Dort wurde ihm die Leitung einer der gefährlichsten und abgelegensten Krankenstationen anvertraut, er wurde schlecht ernährt und erkrankte an Ruhr und Sumpffieber. Nach viermonatigem Aufenthalt in der Wüste erhielt er etwas Urlaub. Nur eben wiederhergestellt, wurde er erneut zum Leiter einer Klinik ernannt, er erkrankte nochmals, nahm seinen Abschied und kehrte wieder nach Zaragoza zurück. Dort arbeitete er zunächst auf dem Präpariersaal und promovierte zum Dr. med. Selbständig richtete er sich ein mikrographisches Laboratorium ein. 1877 wurde er Professor auxial, was dem deutschen Privatdozenten entspricht. Er bewarb sich vergeblich um verschiedene Lehrstühle und erkrankte nochmals schwer, diesmal an Lungenschwindsucht. Sie heilte vollkommen aus. 1879 wurde er zum Leiter des Anatomischen Institutes in Zaragoza ernannt. Zu dieser Zeit vermählte er sich, seine Frau war ihm, wie er selbst schreibt, eine treue, opferwillige Lebensgefährtin. Zwei seiner Söhne wurden Mediziner. 31 Jahre alt, wurde er auf den Lehrstuhl für vergleichende Anatomie in Valencia berufen, 1887 kam er an die Universität Barcelona, als Ordinarius für Histologie und allgemeine Pathologie, von 1892 an arbeitete er im histologischen Laboratorium der Medizinischen Fakultät in Madrid, 1900 errichtete die spanische Regierung das Laboratorio de Investigaciones biologicas, das seit 1933 dem großen Instituto Cajal eingeordnet wurde.

Seit seinem 31. Lebensjahre hat Cajal unermüdlich wissenschaftlich geforscht, er hat reichlich neue Tatsachen entdeckt und die Ergebnisse seiner Untersuchungen in 250 Arbeiten, zum Teil in mehrbändigen Büchern, niedergelegt.

Im Jahre 1885 brach in Spanien die Cholera aus; sie raffte

im ganzen Lande unzählige Opfer dahin. Robert Koch hatte den Cholerabazillus entdeckt, und Cajal gab sich zunächst dem Studium der Bakteriologie hin, die er als schönen, neuen Stern der Wissenschaft bezeichnete, der die dunkelsten Probleme der Medizin überraschend erhellte. Er widmete sich ganz der bakteriologischen Forschung und zeigte 1885, daß es möglich sei, durch tote Bazillen, das heißt mit Hilfe chemischer Substanzen, eine Schutzimpfung auszuführen. Als Dank für seine Leistungen auf dem Gebiete der Bakteriologie beschenkte ihn die Stadt Zaragoza mit einem vorzüglichen Mikroskop. Es versetzte ihn in die Lage, sich weiterhin ganz der Histologie zu widmen, die er als eine bescheidene und billige Wissenschaft bezeichnete, im Gegensatz zu der Luxuswissenschaft der Bakteriologie. In den späteren Jahren erforschte er in der Hauptsache den Bau des Nervensystems und hat da neue grundlegende Tatsachen gezeigt, die zum großen Teil auch heute noch vollkommen anerkannt werden.

Zunächst gab Cajal ein Handbuch der Histologie heraus, das nur über eigene Beobachtungen berichtete und nur Abbildungen von seinen eigenen Präparaten enthalten sollte, die er selbst gezeichnet hatte; sein hohes künstlerisches Geschick versetzte ihn dazu in die Lage. In seiner ersten Arbeit über das Nervensystem, er untersuchte das Gehirn verschiedener Vogelarten, hauptsächlich die Rinde des Kleinhirns, beschreibt er Tatsachen, die in der Hauptsache auch heute noch vollkommen zu Recht bestehen und betont, daß unter den Nervenzellen des Kleinhirns weder beim Vogel noch bei Säugern, er untersuchte Hunde, Affen und den Menschen, irgendeine protoplasmatische Verbindung direkter Art besteht, wie dies sein hervorragender Vorgänger auf dem Gebiet der Nervenforschung, Golgi, angenommen hatte. Fast gleichzeitig teilte er seine Beobachtungen über den Bau der Netzhaut mit und berichtete auch da über ganz neue wesentliche Befunde. Beim Erwachsenen konnte er sie nicht klar genug erkennen, deshalb untersuchte er als erster das embryonale Nervensystem verschiedener Tierarten. Er konnte dabei seine früheren Beobachtungen bestätigen und neue Tatsachen feststellen, zunächst durchweg mit der von Golgi entdeckten Silberfärbung. Diese genügte ihm nicht, er verbesserte sie deshalb durch neue, ganz vorzügliche Arten der Darstellung, die auch heute noch nicht durch wesentlich bessere ersetzt sind, sondern immer wieder angewendet werden. Dabei dehnte er seine Untersuchungen auf das gesamte Nervensystem aus. In seinen Arbeiten über den lobus opticus der Vögel berichtet er über eine große Anzahl neuentdeckter Zellformen, des weiteren schildert er vor allem im Rückenmark die Kollateralen der langen Nervenfortsätze. Vor ihm hatte sie schon Golgi beobachtet, ebenso Nansen bei Myxine, Cajal wies aber als erster auf ihre große Bedeutung hin. Seine Entdeckungen wurden von Kölliker bestätigt, er bezeichnet Cajals Mitteilungen als den größten Fortschritt in unserer Kenntnis von der Struktur des Rückenmarkes.

Es ist nicht möglich, hier auf alle die Tatsachen auch nur hinzuweisen, die Cajal bei seinem unermüdlichen Forschen neu entdeckt hat, und die heute in den sicheren Bestand unseres Wissens übergegangen sind. Hervorzuheben ist aber, daß er im Anfang dieses Jahrhunderts auf Grund seiner Überlegungen seine neue Färbungsart, die Silberreduktionsmethode, angab. Sie versetzt uns in die Lage, die Neurofibrillen in besonders klarer Weise darzustellen. Sie wird seitdem sehr häufig angewandt und hat ungemein viele sehr wichtige Tatsachen aufgedeckt, vor allem gelehrt, wie sich die Neurofibrillen verhalten.

Bei allen Arbeiten über das Nervensystem hat Cajal stets die Neuronenlehre vertreten, so lebhaft, daß auch heute noch vielfach angegeben wird, er habe diese Lehre begründet und dann mit dem ihm eigenen Eifer verteidigt. Dies ist nicht richtig. W. His ist der eigentliche Schöpfer dieser Anschauung; auf Grund seiner Neuroblastenlehre äußerte er (1886), daß die Fortsätze der Nervenzellen frei aus den rundlichen Neuroblastenkörpern auswachsen, sich mit den anderen Nervenzellen und mit den Erfolgsorganen nur berühren, er sprach als erster von einer Reizübertragung ohne Kontinuität der Substanz. Waldeyer hat dann (1891) diese Anschauung mit den Worten ausgedrückt: „das

Nervensystem besteht aus anatomisch wie genetisch nicht zusammenhängenden Einheiten (Neuronen)". Cajal hat diese Neuronenlehre stets heftig verteidigt und durch eine große Anzahl seiner vorzüglichen Präparate zu belegen gesucht. Noch in einer seiner letzten Arbeiten, die er vor seinem Tode verfaßt und in deutscher Sprache veröffentlicht hat (1934), faßt er sie folgendermaßen zusammen:

1. Jede Nervenzelle ist eine anatomische Einheit, sie ist ein von der benachbarten Zelle unabhängiges Gebiet, woraus folgt, daß die neuronalen Verbindungen mittelbar, das heißt durch Kontakt, erfolgen.

2. Eine genetische Einheit, das heißt jedes Neuron, ist samt seinen Fortsätzen, dem Axon mit einbegriffen, das Ergebnis der unabhängigen Entwicklung eines Neuroblasten oder einer embryonalen Zelle ohne jede Mitwirkung von anderen nervösen oder neurogliösen Einheiten. Diese Entwicklung muß von Anfang an unabhängig von anderen Elementen stattfinden.

3. Eine funktionelle Einheit, es stellt auch eine physiologische Individualität dar. Es ist der alleinige Träger des Neuroplasmas; nicht neuronale Bestandteile sind weder der Reizbarkeit noch der Weiterleitung einer nervösen Erregung fähig.

4. Eine regenerative oder trophische Einheit, der kernhaltige Teil des Neurons, setzt nach Durchtrennung der Neuriten den Regenerationsvorgang in Gang, es gibt keine autogene Regeneration.

5. Das Neuron bildet eine Einheit der pathologischen Reaktionsweise; wird seine physikalische oder chemische Integrität angegriffen, so reagiert es wenigstens in der ersten Zeit des krankhaften Vorganges selbständig und unabhängig von den übrigen Neuronen.

6. Die nervöse Erregung ist polarisiert.

Um diese Neuronenlehre entbrannte in der Folge ein lebhafter Streit. Eine ungeheure Zahl von Arbeiten, die zum Teil überaus gründlich mit den feinsten Untersuchungsarten durchgeführt wurden, suchten die Neuronenlehre bald zu beweisen, bald sie zu widerlegen. Zunächst muß dabei folgendes betont werden: Wenn nur die Neuronen selbst die Erregung weiterleiten können, so können sie unmöglich durch eine leblose kolloidale Grenzfläche, die nicht leitet, voneinander getrennt werden, denn in ihr könnte die Erregung niemals von einem Neuron auf ein anderes weitergeleitet werden. Noch wichtiger ist die Tatsache, die Held – ich bin stolz darauf, sein Schüler zu sein, kenne seine vorzüglichen Präparate und weiß, daß die von ihm beschriebenen Tatsachen vollkommen richtig sind – unwiderleglich beweisen konnte, daß häufig Neurofibrillen von einer Nervenzelle ohne Unterbrechung in die andere übergehen, auch im Bereiche der Endfüße. Wie Cajal selbst sehr schön zeigte, endigen viele Neurofibrillen an der Zelloberfläche mit feinen Ösen, sie bilden nur einen Kontakt und sollen nach Cajal nirgends mit den Neurofibrillenzügen der innervierten Zelle zusammenhängen. Im Gegensatz dazu konnten Held und viele andere beweisen, daß vielfach ein periterminales Netzwerk aus den terminalen Nervenfasern in die innervierte Nervenzelle eindringt und sich deren Fibrillengitter anschließt; es verbindet also unmittelbar lebende Nervensubstanz.

Auch an den Purkinjeschen Zellen der Kleinhirnrinde, dem Ausgangspunkt der ganzen Kontaktlehre, konnte gezeigt und schließlich durch mikrophotographische Röntgenaufnahmen festgestellt werden, daß von den Korbfasern feinste Neurofibrillen in das Zytoplasma der Ganglienzellen eindringen; das nämliche zeigte Held an den Endkelchen der Trapezkernzellen. Cajal hielt die Nervenendfüße für Kontakte, die entweder durch Zwischenräume oder durch eine kräftige Grenzmembran von der innervierten Zelle getrennt sind oder ihr durch einen ciment unitio angeklebt sein sollen. Wie soll dann aber der Reiz von der einen Zelle auf die andere übertragen werden, wenn nur das Zytoplasma der Neuronen selbst imstande ist, die Erregung weiterzuleiten?

Vollkommen widerlegt wurde die Kontakttheorie durch das Verhalten der peripheren Innervation, das durch viele Forscher, in den letzten Jahrzehnten hauptsächlich durch Boeke, erforscht wurde. Seine Arbeiten sind mit ungemein feiner Technik ausgeführt. Sie berichten von überaus wichtigen Tatsachen und stehen denen Cajals in keiner Weise nach, nein, sie übertreffen sie in mancher Hinsicht. Cajal hatte die neurofibrilläre Struktur der Endplatten an den quergestreiften Muskeln junger Vögel und Säugetiere geschildert, er erkannte reiche Neurofibrillenzüge, von denen er angab, daß sie teils mit Endnetzen, teils mit freien Endnäpfchen und Spitzen in der Sohlenplatte aufhören. Im Gegensatz dazu konnte Boeke beweisen, daß sich an die „Neurofibrillären Endnäpfchen oder Endringe ein im Sarkoplasma liegendes zartes Netzwerk anschließt", das periterminale Netzwerk, das aus der Sohlenplatte heraus zwischen die Muskelfibrillen zieht und sich mit den anisotopen Streifen verbindet.

Der Nervenreiz wird also unmittelbar, nicht durch Kontakt, auf die kontraktile Substanz übertragen. Weiterhin konnte Boeke zeigen, daß bei der glatten Muskulatur, ebenso beim Herzmuskel, die Neurofibrillen in die einzelnen Zellen eindringen, in ihrem Zytoplasma bilden sie bei ihnen dicht am Kern kleine Endschlingen oder Endnetze. Auch die sensiblen Nerven bilden keine freien, zwischen den Zellen liegenden Endbäumchen, sie liegen vielmehr, wie wieder Boeke eindeutig zeigen konnte, nicht ausschließlich in den Interzellularlücken, sondern verlaufen ausnahmslos intraplasmatisch in der Oberflächenschicht der Epithelzellen selbst und können in ihr in der Nähe des Kernes mit einer kleinen Endöse oder einem feinsten Endnetz, also unmittelbar und nicht durch Kontakt, verbunden sein.

Vollkommen klar ist heute auch die Art und Weise, wie sich die Nerven mit den Sinnesepithelzellen verbinden. Früher wurde behauptet, daß die Nervenfaser sich ihnen mit einer kleinen Tastscheibe anlege, und wieder war es Boeke, der zeigen konnte, daß diese Tastscheibe innerhalb des basalen Zellteiles liegt, und daß sich von ihr ein feines periterminales Netzwerk in das Zytoplasma fortsetzt. Dies wurde am Geschmacksorgan und besonders schön durch Held und andere an den Cochlearishaarzellen gezeigt. Die Innervation der Grandryschen und Meißnerschen Tastkörper wurde durch Heringa geklärt, der zeigen konnte, daß zwischen den Tastzellen eine Tastplatte liegt. Sie bildet ein dichtes Nervenfibrillengitter, das mit dem intrazellulären Fibrillennetz der beiden Tastzellen durch ein periterminales Netzwerk verbunden ist. Auch die Meißnerschen Tastkörperchen sind eine durch das ganze Neuroplasma vieler Zellen verlaufende, knäuelartig verbundene Neuroplasmabahn. Sie weist Verbreiterungen auf, an denen sich die Neurofibrillen zu Netzwerken aufzweigen. Sie sind am stärksten innerhalb der Innenkolbenzellen als flache Gitter entwickelt. Auch in den Zellen der Drüsen (untersucht wurden Speicheldrüsen, Tränendrüsen, Hautdrüsen und Leberzellen) wurden von vielen Forschern intraplasmatische Neurofibrillen beobachtet, die deutlich lehren, daß auch bei ihnen die alte Kontakttheorie nicht mehr zu Recht besteht.

Ihre letzte Stütze wurde der alten Neuronenlehre durch das Verhalten der interstitiellen Zellen entzogen, die auch nach den eigenen Angaben von Cajal stets untereinander zytoplasmatisch verbunden sind, er beschrieb sie als „Neurones sympathiques interstitiels". Wieder war es Boeke, der ihr Verhalten genau erforschte. Nichts hat dabei mehr verhindert, daß die richtige Anschauung sich durchsetzte, als die Angaben mancher Gegner der Kontakttheorie, so besonders von Stöhr und seinen Anhängern, die ein besonderes Terminalretikulum annehmen zu können glaubten, von dem Stöhr selbst angibt, es wäre möglich, daß „das wabige, mit Silber nicht mehr deutlich imprägnierbare Protoplasma einem zarten Bindegewebe mit alveolären Feldern zuzurechnen ist". Auf keinen Fall kann dieses sogenannte Terminalretikulum als die gleiche Bildung wie der sympathische Grundplexus, den Boeke so klar geschildert hat, bezeichnet werden, dieser besteht aus Neurofibrillen, das Terminalretikulum aus Bindegewebsfasern. Zweifellos überschreitet Stöhr hier, um seine eigenen Worte zu gebrauchen, „die Grenzen, die nun einmal der Auswertung histologischer Präparate für eine Erfassung lebendigen Geschehens gesetzt sind, um ein gutes

Stück“. Andererseits kann am Bestehen der Synapsen in keiner Weise gezweifelt werden, sie legen sich den Nervenzellen aber nicht einfach durch Kontakt an und sind von ihnen durch eine nicht leitende Membran getrennt, sondern von ihnen gehen feinste Neurofibrillen in die nächste Nervenzelle und in das Zytoplasma der innervierten Zellen ein. Dies hat Cajal selbst in seiner letzten Arbeit offen zugegeben, schreibt er doch (1934) wörtlich: „Wir sind weder hartnäckig noch dogmatisch. Wir möchten uns dessen rühmen, daß wir eine geistige Geschmeidigkeit bewahrt haben, die sich vor Richtigstellung nicht schämt. Die an Hand von unzähligen, hier nicht berührten Beispielen offenkundige Diskontinuität der Neuronen könnte auch Ausnahmen erleiden, selbst wie z. B. die vermutliche Kontinuität zwischen gewissen Zellen der Drüsen, der Gefäße und des Darmsystems (interstitielle Neurone).“

Die Neuronenlehre betrachtete ursprünglich jede Nervenzelle nebst allen ihren Fortsätzen als selbständige entwicklungsgeschichtliche und morphologische Einheit, die mit keiner anderen Zelle in unmittelbarer Verbindung stehen soll, sondern allenthalben durch eine besondere, den Nervenreiz nicht leitende Membran abgegrenzt ist. In dieser ursprünglichen starren Form läßt sich die Neuronenlehre heute nicht mehr halten. Ruhig mag man die von Waldeyer geprägte Bezeichnung Neuron beibehalten, sie ist zu gut, und besonders auch bei Klinikern und Pathologen bestens eingeführt, doch muß man beachten, daß diese Einheit nicht vollkommen abgesondert, sondern mit anderen Neuronen und den Erfolgsorganen unmittelbar verbunden ist durch lebendige Massen, sei es Neuroplasma oder Neurofibrillen. In welcher Weise der Reiz von einem Neuron auf ein anderes Neuron oder ein Erfolgsorgan sensibler oder motorischer Art übertragen wird, das muß erst die Forschung der Zukunft lehren.

Die Neuronenlehre entsprach ursprünglich voll und ganz der Anschauung, die sich alle Forscher vom Körper der höheren Lebewesen gebildet hatten, sie baute sich auf die Zellenlehre von Schwann und vor allem auf die Zellularpathologie Virchows auf. Man bezeichnete den Körper damals als Zellenstaat. Im erwachsenen Organismus sollten die einzelnen Zellen wie selbständige Bausteine zusammengefügt sein, nur durch Kittsubstanz miteinander verbunden. Die Forschung ist auch hier nicht stehengeblieben, sondern sie ist weitergegangen, heute wissen wir, daß die Zellen im ausgewachsenen Organismus sich an vielen Stellen zu einem Synzytium vereinigen, in dem keine Zellgrenzen zu beobachten sind. Besonders schön kann dies an den Zellen des Bindegewebes gezeigt werden.

Die einzelne Zelle hat heute ihren Wert als Elementarorganismus verloren, sie ist Teil einer höheren Einheit, die Boeke so schön als funktionelle Einheit bezeichnet.

Es ist also nicht richtig, so wie dies heute leider manchmal geschieht, die Lehre Virchows von damals als falsch hinzustellen und in ungebührlicher Weise herabzusetzen. Die Zellularpathologie war in der Zeit, in der sie veröffentlicht wurde, eine wissenschaftliche Großtat besonderer Art, sie beseitigte veraltete falsche Anschauungen, hat unser Wissen in sehr erheblicher Weise bereichert und die weitere Forschung in hervorragender Weise befruchtet. Jeder Forscher ist ein Kind seiner Zeit und muß, selbst dann, wenn er ganz Neues bringt, immer auf dem aufbauen, was bis dahin galt. Aber die wissenschaftliche Forschung steht niemals still, sie schreitet unentwegt fort, zeitigt neue Befunde und ändert dadurch unsere Anschauung.

In der gleichen Weise, wie die Lehre vom Zellenstaat heute durch neue Tatsachen ergänzt ist und nicht mehr in ihrer alten starren Form gelten kann, ist auch die Neuronenlehre in ihrer alten starren Form nicht mehr richtig, sie ist durch neue Tatsachen abgelöst, erweitert und ergänzt. Als besonderes Verdienst Cajals muß es bezeichnet werden, daß er, wie sein oben erwähnter letzter Satz zeigt, die Lehre, für deren Grundlagen er sein Leben lang gekämpft hat, schließlich in großzügiger Weise wenigstens teilweise aufgab, indem er Ausnahmen von der Kontakttheorie zugab. Wenn aber solche Ausnahmen überhaupt möglich sind, dann bricht die Kontakttheorie im ganzen zusammen. Das Verhalten Cajals zeigt gerade in dieser Hinsicht deutlich, welche geistige Geschmeidigkeit er sich bis in sein höchstes Alter bewahrt hat. Die große Bedeutung, die seinen Untersuchungen zukommt, wird dadurch in keiner Weise gemindert.

Ganz abgesehen von seinen Arbeiten, die die Neuronenlehre beweisen sollten, hat Cajal aber durch seine Forschungen eine ungeheure Zahl anderer Tatsachen mitgeteilt, durch die unser Wissen erheblich gefördert wurde. Getragen von der Überzeugung, daß die lebendige Natur allen, Großen und Kleinen, noch unermeßliche Weiten unbekannter Gebiete zeigt, und daß selbst in den am meisten durchackerten Feldern immer noch vieles ruht, was noch nicht bekannt ist, forschte Cajal unermüdlich bis an sein Lebensende weiter. Er untersuchte die Embryonalentwicklung des Nervensystems und stellte dabei, gestützt auf das biogenetische Grundgesetz Haeckels, den er heiß verehrte, fest, daß jede Nervenzelle bei ihrer individuellen Entwicklung im großen und ganzen die bleibenden Formen wiederholt, die andere Forscher in den Ganglien verschiedener Tiere beobachtet hatten. Er untersuchte den Bau der quergestreiften Muskulatur der Insekten und anderer Formen, beobachtete die Nervenendigungen im Herzen, das Hirn der Säuger und vor allem den Bau des bulbus olfactorius, später den histologischen Bau der Hirnrinde von Amphibien, Reptilien und Säugern, dann den Grenzstrang des Sympathikus und zusammen mit seinem Schüler Sala den Bau der Bauchspeicheldrüse. Im Jahre 1892 untersuchte er den Bau der Retina, die Entwicklung des Rückenmarks und die Struktur des Ammonshornes. In den folgenden Jahren untersuchte er das Verhalten der Brücke im Gehirn und die Hypophyse, den Ursprung der Hörnerven beim Vogel und den Bau des Streifenhügels, er entdeckte die aufsteigende Wurzel des fünften Hirnnerven, die Verbindung der Sehbahn mit dem rostralen Vierhügel, die Verbindung des Olivenkernes und der Vestibulariskerne mit dem Kleinhirn und den Ursprung der Haubenbahn.

Ausführlich untersuchte er (1896) nochmals den Bau der Netzhaut und das Verhalten der Nißlschen Körner.

Wie Cajal selbst schreibt, verfiel er dann „der Schwäche, dem Götzen der blendenden und bezaubernden Theorie zu opfern; obgleich ich ganz fest von ihrer Flüchtigkeit überzeugt war und wiederholt erklärt hatte, daß, wenn wir schon unter dem unüberwindlichen Zwang stehen, Hypothesen aufzustellen, wir wenigstens nicht zu viel an sie glauben sollen". Unter diesem Gesichtspunkt verfaßte er seine auch heute noch sehr lesenswerte Abhandlung „Über die Morphologie der Nervenzelle" und 1897 eine weitere „Über die Gesetze der Morphologie und Dynamik der Nervenzelle". Dann veröffentlichte er wieder weitere Arbeiten über das Nervensystem. 1903 entdeckte er ein neues Färbeverfahren für Nervenzellen und ihre Fortsätze, das seither von sehr vielen Forschern angewendet wird und eine große Anzahl neuer Tatsachen aufdeckte. Cajal selbst erforschte damit das feinere Verhalten der Neurofibrillen und die Gestalt des Neuroplasmas, er zeigte, daß die Neurofibrillen nicht, wie viele Forscher früher zeigen wollten, ein festes, steifes Gerüst bilden; sie sind vielmehr etwas Lebendiges, Veränderliches und Reaktionsfähiges, sie verändern sich als Folge physiologischer Reize. Cajal wendete die neue Färbung auch bei der Untersuchung von Embryonen an und zeigte dann in besonders ausführlichen Untersuchungen, in welcher Weise sich die Nervenzellen unter dem Einfluß des Tollwutgiftes verändern. Im Jahre 1904 vollendete er sein dreibändiges Buch: „Die Histologie des Nervensystems des Menschen und der Wirbeltiere", das er selbst als sein Lebenswerk bezeichnet hat. Sieben Jahre später erschien die zweite Auflage davon in französischer Sprache; er hatte sie ganz umgearbeitet, durch neue Beobachtungen verbessert und ergänzt, vor allem mit Angaben über den Bau der sensiblen und sympathischen Ganglien, die er mit seiner neuen Färbungsart erforscht hatte.

Besonders wichtig sind Cajals Untersuchungen über die Regeneration der Nerven, die er in den Jahren nach 1905 ausführte. Die Ergebnisse dieser Beobachtungen, die sich auf zahlreiche

Versuche aufbauen, sind von verschiedenen Forschern bestätigt und allgemein anerkannt worden. Auch heute noch bilden sie die Grundlage unserer Kenntnis von der Regeneration des Nervengewebes, ihre Ergebnisse sind so bekannt, daß ich hier nicht näher auf sie einzugehen brauche. – Im Gegensatz zu manch anderen Gelehrten, die ihre Bücher hauptsächlich mit der Schere zusammenstellen, hat Cajal immer nur das geschildert, was er selbst in eigenen Untersuchungen beobachtet und mit den Angaben anderer Forscher verglichen hat.

Erwähnen muß ich noch Cajals Arbeiten über den feineren Bau der Nervenzellen und über die Autolyse des Nervengewebes. Er konnte zeigen, daß die Nervenzelle ungeachtet ihres starken Bedürfnisses nach Sauerstoff imstande ist, mindestens bis zu zwei Tagen außerhalb des tierischen Körpers am Leben zu bleiben. Auf Grund seiner neuen Untersuchungen über die Degeneration und Regeneration des Rückenmarkes nahm er an, daß die Sproßbildung und ihre Orientierung in den Geweben durch Fermente bedingt sei, die in der Umgebung der Fasern vorhanden sind und die protoplasmatische Assimilation aktivieren. Diese neurotropischen Substanzen werden vom embryonalen Bindegewebe erzeugt und ganz besonders von den Neurilemmzellen der regenerierenden Nervenscheiden. Unter normalen Bedingungen fehlen diese Reize im Zentralnervensystem, infolgedessen wird die Regeneration der Fasern der weißen Substanz vereitelt. Treffen jedoch im Versuch günstige Umstände zusammen, so erwacht der in den Fasern der Zentren ruhende Regenerationstrieb und kann dann außergewöhlich stark werden. Im Rückenmark und im Großhirn treffen diese günstigen Umstände unter bestimmten Bedingungen zusammen. In geringem Grade sollen auch die Bindegewebszellen in den Narben anfangs neurotrophische Substanzen bereiten können.

Durch alle diese Tatsachen konnte die früher allgemein geltende Anschauung widerlegt werden, daß die zentralen Bahnen im Nervensystem überhaupt nicht regenerieren können. Cajals Untersuchungen an verletzten Zentren des Großhirnes, Kleinhirnes und Rückenmarkes zeigen vor allem auch, daß die Nervenzellen sich in bemerkenswerter Weise an die neuen Bedingungen anpassen können, die im Versuch durch Verletzungen geschaffen werden. Als erster zeigte Cajal, daß eine Nervenzelle nicht absterben muß, wenn ein Teil ihres Achsenzylinders von ihr abgeschnitten wird, sondern sie versucht dann, den größten Nutzen aus ihrer neuen Lage zu ziehen, sie verstärkt ihre Kollateralen, deren letzte in eine Endverzweigung verwandelt wird. „Die Morphologie der Nervenzelle hängt also ganz von den tatsächlichen physlologischen und chemischen Umständen ab." Das Großhirn und besonders das Kleinhirn reagieren weit weniger als das Rückenmark und die Ganglien. Nur bei jungen Tieren (Katze und Hund von 10 bis 12 Tagen Alter) können neue, wenn auch kurzlebige Fasern entstehen. Die Veränderungen der Ganglien beschreibt Cajal in überaus gründlicher Weise und legt vor allem dar, daß die Dendriten stets erst entstehen, nachdem der Achsenzylinder gebildet ist, und zwar durch protoplasmatische Aussprossungen des Neuroblasten selbst. Einwandfrei bestätigte er die früher von anderer Seite beobachtete Feststellung, daß sich in transplantierten sensiblen Ganglien unipolare Nervenzellen in multipolare verwandeln können. Die Aussprossungen entstehen niemals dadurch, daß Zellgruppen verschmelzen, oder sich differenziertes Material ihnen anlagert.

Die Ergebnisse aller seiner Untersuchungen über Degeneration und Regeneration im Nervensystem faßte Cajal in einem großen zweibändigen Werk zusammen, dessen Druck die spanischen Ärzte der Republik Argentinien ermöglichten.

Später verwendete Cajal als erster das Urannitrat zur Fixation der Zellen und konnte dadurch den von Golgi entdeckten Innenapparat der Zellen besonders deutlich darstellen, zunächst in allen Nervenzellen der Netzhaut, später auch in den Neurilemmzellen und den verschiedensten Arten der Zellen des Bindegewebes und auch in Drüsenzellen. Als erster beschreibt er, wie sich der Golgische Apparat entwickelt und während verschiedener Funktionszustände der Zellen physiologischerweise verändert. Bei seinen weiteren Arbeiten erfand Cajal eine neue Sublimatmethode, durch sie werden die Neurogliazellen in besonders schöner Weise dargestellt. Die Färbung ist weiter sehr häufig von anderen Forschern mit Erfolg angewendet worden. Cajal selbst hat durch sie neue und wichtige Tatsachen entdeckt, vor allem konnte er zeigen, daß jede Gliazelle der grauen und der weißen Substanz mit einem oder mehreren Endfüßchen versehen ist, die sich den Kapillaren anlegen. Jede Gliazelle besitzt zahlreiche Protoplasmafortsätze, die sich stark verzweigen und ein ausgedehntes Geflecht bilden.

Neben anderen kleineren Arbeiten beschäftigte Cajal sich später noch mit dem Bau der Netzhaut des Auges der Insekten und der Kephalopoden, untersuchte das Verhalten der Nervenbahnen und Ozellen bei einigen Insekten und suchte darzutun, daß bei den Ameisen im kleinen etwas von dem stattfindet, was bei manchen taubstummen Menschen zu beobachten ist, die „sensorische Armut soll bei ihnen durch die reiche und sehr feine Organisation des Nervensystems ausgeglichen werden". Die Ameise ist farbenblind, besitzt aber einen sehr starken, verwickelt gebauten Geruchslappen.

Ganz kurz zusammengedrängt habe ich versucht, den Inhalt der bedeutendsten Arbeiten Cajals wiederzugeben, die wichtigsten Tatsachen zu schildern, die er entdeckt hat. Sehr viel von dem, was er gezeigt hat, ist erhalten geblieben, in den sicheren Bestand unseres Wissens übergegangen, von vielen Forschern bestätigt, von anderen, die seine größtenteils in spanischer Sprache verfaßten Arbeiten nicht verstehen und deshalb nicht lesen konnten, neu entdeckt worden. Immer wieder hat Cajal versucht, die Neuronenlehre in der Form, die dem damaligen Stande des Wissens entsprach, zu verteidigen. Auch Cajal hat bei seinen Untersuchungen sich manchmal getäuscht, wie ja jeder Forscher irrt, so lange er strebt. Der überragenden Bedeutung Cajals tut dies keinen Abbruch, hat er doch der Wissenschaft so viele neue Tatsachen, besonders auf dem Gebiete der Nervenlehre, mitgeteilt, wie kaum ein anderer.

Fünfunddreißig Jahrgänge von Medizinstudenten hat Cajal die Grundlagen der Histologie und pathologischen Anatomie gelehrt. Er trug sehr lebhaft, vorzüglich und anschaulich vor. Er gründete die spanische Histologenschule, seine Schüler und Enkel arbeiten noch heute, gestützt auf die vorzügliche Anleitung, die er ihnen gab, weiter.

Die jungen Studenten waren im allgemeinen auch damals, ebenso wie heute, noch nicht reif genug, den wirklichen Wert von Ausführungen eines Meisters, wie Cajal es war, richtig zu verstehen, doch waren alle Hörer von seinem Vortrag begeistert, den er durch rasch hingeworfene vorzügliche Zeichnungen zu erläutern pflegte. Er war ein geachteter Studentenvater, alle verehrten seine Aufrichtigkeit, Bescheidenheit, Gerechtigkeit und wohlwollende Güte. Als Ergänzung zu seinen Vorlesungen verfaßte er ein „Manual de Histologia normal y pathologica" und ein „Manual de Anatomia pathologica".

Cajal klagte stets darüber, daß kaum der dritte Teil seiner in spanischer Sprache verfaßten histologischen Arbeiten im Auslande bekannt sei. Dies ist nicht ganz richtig. Kein Geringerer als Kölliker, der ja selbst grundlegende Untersuchungen über den Bau des Nervensystems ausgeführt hatte, erlernte noch im Alter von 70 Jahren die spanische Sprache, um Cajals Arbeiten lesen zu können.

Nicht nur auf dem Gebiete der Histologie und Pathologie hat Cajal gearbeitet. Zwei Jahrzehnte lang leitete er das Nationale Hygieneinstitut, er verfaßte ein Werk über Farbphotographie und äußerte sich in 12 ausführlichen Schriften über die Lichtbildkunst. Er wurde ein begeisterter Anhänger des Bromgelatineverfahrens. Da dieses aber zu teuer und ungeeignet für Momentaufnahmen ist, stellte er sich die Platten für seine Aufnahmen selbst her und überließ sie auch seinen Freunden, die von der hervorragenden Güte der von ihm verfertigten Aufnahmen begeistert waren.

39 Jahre lang lehrte er als Ordinarius, dann zog er sich wegen allgemeiner Schwäche, geplagt durch Schwerhörigkeit, das Übel,

unter dem so viele alte Anatomen leiden, weil ihre Schleimhäute der dauernden Schädigung durch Dämpfe des Formalins und anderer ätzender Flüssigkeiten ausgesetzt sind, vom Amte zurück. Neben zusammenfassenden Arbeiten über das, was er erforscht hatte, verfaßte er noch mehrere philosophische Schriften, so seine „Caféhausplauderei", seine „Regeln und Ratschläge zur wissenschaftlichen Forschung", in denen er begeistert seinen optimistischen Glauben an die Wissenschaft bekennt. Sie leiten junge Menschen an, wie sie zu forschen haben, und enthalten neben vielen anderen sehr beachtenswerten Angaben vor allem den Hinweis, daß es viel einfacher und leichter sei, alteingebürgerte falsche Anschauungen beizubehalten, als sich zu ganz neuen, zunächst schwer verständlichen Tatsachen zu bekennen. Seine Lebenserinnerungen enthalten viele sehr beachtenswerte Hinweise. Sein letztes Buch „Wie ein Achtzigjähriger die Welt sieht", vollendete er wenige Tage, bevor er am 17. Oktober 1934 seine klugen Augen für immer schloß.

Stets hat Cajal betont, daß „jede große Leistung, sowohl in der Wissenschaft als auch in der Kunst, das Ergebnis einer großen Leidenschaft ist, welche in den Dienst eines großen Gedankens gestellt wurde". Nur so sind seine Arbeiten zu verstehen. Er betonte auch, daß der Ruhm eines Wissenschaftlers niemals so volkstümlich und geräuschvoll ist wie der des Künstlers und Bühnenschriftstellers und daß es deshalb nicht immer möglich sei, vom Volk volles Verständnis für den Helden der Vernunft zu fordern.

Mit den Forschern anderer Länder tauschte Cajal stets in reicher Weise Gedanken aus, besondere Freundschaft verband ihn mit Deutschland und seinen Anatomen. Im Jahre 1889 besuchte er zum erstenmal die Anatomenversammlung in Berlin und wies auf ihr seine vorzüglichen Präparate vor. Seitdem verband ihn innige Freundschaft besonders mit Waldeyer und Kölliker.

Cajal lebte in der Zeit, in der ein Forscher ohne Rücksicht auf seine Staatsangehörigkeit nach seinen Leistungen beurteilt wurde. Politische Fragen spielten dabei keine Rolle. Er wurde von den verschiedensten Ländern der Welt reich geehrt. Im Jahre 1906 erhielt er die höchste Auszeichnung, die einem Wissenschaftler zuteil werden kann, den Nobelpreis, zusammen mit einem seiner hervorragenden schärfsten wissenschaftlichen Gegner, Golgi, der ihn bei der Feier in Stockholm nicht gerade freundlich behandelt haben soll.

Die Akademie der Wissenschaften in Berlin ernannte ihn zu ihrem korrespondierenden Mitglied und verlieh ihm im Jahre 1904 die Helmholtzmedaille. Dies hat Cajal selbst stets als die höchste Auszeichnung bezeichnet, die er erhalten hat. In vielen seiner Werke hebt er immer stark hervor, wieviel er von den Deutschen gelernt habe, schon in seiner Jugend, als er sich eigentlich nur durch Selbststudium ausbildete, und wie stolz er darauf sei, daß ihn aufrichtige Freundschaft mit so vielen deutschen Gelehrten verbinde. Die Deutsche Akademie der Wissenschaften zu Berlin hat allen Grund, Cajals an seinem 100. Geburtstage zu gedenken. Sie muß stolz darauf sein, daß er zu den Ihren gehörte.

Ramón y Cajal war ein Forscher von überragender Bedeutung. Was er erarbeitet hat, wird ewig erhalten bleiben, sein Leib ist in Staub zerfallen, der große Name lebt noch, er wird die Zeiten überdauern.

Dr. Hans Dräger

Diagnostik der Bakterien der Salmonella-Gruppe und ihre Anwendung in der bakteriologischen Fleischuntersuchung

X und 322 Seiten · 8 vierfarbige Tafeln · 1 einfarbige Tafel · 1951 · gebd. DM 24,–
(Bestell- und Verlagsnummer 5056)

Im ersten Abschnitt des Buches werden die kulturellen, biochemischen und serologischen Eigenschaften der Salmonella-Gruppe und die Methoden der Differentialdiagnose gegenüber den Coli- und Intermedius-Bakterien beschrieben. Ferner wird die Typendifferenzierung mittels der Rezeptorenanalyse und durch die biologischen Eigenschaften geschildert. Die einzelnen Antigene, die Faktoren und Phasen der Bakterien werden erörtert. Der gegenwärtige Stand der Diagnostik einschließlich der synthetischen Nährböden, der Untersuchungsmethoden nach Hohn und Herrmann und der neuesten Methoden wird besprochen. Es folgen eine Beschreibung der einzelnen Typen mit ihrem Vorkommen bei Mensch und Tier und eine Schilderung der Epidemiologie der Salmonellabakterien sowie des Zusammenhanges der Tierparatyphosen mit den Fleischvergiftungen der Menschen.
Im zweiten Abschnitt des Buches wird die genaue Praxis der bakteriologischen Fleischuntersuchung nach den Vorschriften des Fleischbeschaugesetzes beschrieben. Sowohl Entnahme der Proben, die Untersuchungsmethoden als auch die Beurteilung der Tiere an Hand des Resultates der bakteriologischen Untersuchung wurden erörtert. Den Schluß des Buches bilden statistische Angaben über Fleischvergiftungen, Sparmaßnahmen bei Herstellung der Nährböden und eine Beschreibung der rezeptmäßigen Herstellung der im Buch erwähnten Nährböden.

Dr. F. P. N. Schennetten

Das Elektrokardiogramm bei Dystrophie als Beitrag zur physikalischen-physiologischen Analyse des EKG

54 Seiten · 2 Tafeln · 19 Textabbildungen · gebd. DM 9,50
(Bestell- und Verlagsnummer 5068)

Die vorliegende Arbeit stellt eine Monographie auf dem Gebiet der elektrokardiographischen Veränderungen bei Dystrophie dar. Erstmalig wird hier der Versuch unternommen, diese Veränderungen elektrophysiologisch zu deuten und auszuwerten. Damit ist auch ein wichtiger Ansatzpunkt für weitere Erforschung der Grundlagen des Elektrokardiogramms gegeben. Die in der Monographie aufgeworfenen Probleme sind auch jetzt, nachdem sie nicht mehr im klinischen Bild in Erscheinung treten, für klinische Fragen von Bedeutung, insbesondere für die versicherungsrechtliche Beurteilung der Spätfolgen der überstandenen Dystrophie.

Prof. Dr. Kurt Täufel

Ernährungsforschung und zukünftige Lebensmittelchemie

32 Seiten · 1950 · DM 3,50 · (Bestell- und Verlagsnummer 5053)

Die negativen Erfahrungen auf dem Gebiete der Ernährung aus den Mangeljahren zweier Weltkriege haben die Lücken unserer Kenntnisse sowie die Notwendigkeit einer durch die Ernährungsphysiologie und Lebensmittelchemie beratend und überwachend gesteuerten Ernährungswirtschaft aufgezeigt. Die Verwirklichung der sich daraus ergebenden Schlußfolgerungen setzt allgemein eine enge Verbindung zwischen Theorie und Praxis voraus, im besonderen die Zusammenarbeit zwischen Ernährungsphysiologie und Lebensmittelchemie. Nicht die Betrachtung eines Lebensmittels als bloßes kompliziertes Gemisch chemischer Verbindungen läßt das „Wesen“ eines Produktes erfassen, es ist vielmehr als eine in der „Chemie des Lebens“ synthetisierte organische Substanz zu betrachten. In der vorliegenden Veröffentlichung werden in programmatischer Darstellung die sich aus einer solchen Auffassung ergebenden Konsequenzen an Beispielen erörtert.

Bitte fordern Sie das Gesamt-Verlagsverzeichnis von Ihrer Buchhandlung oder vom Verlag direkt.

A K A D E M I E - V E R L A G   B E R L I N   N W 7

FSC
www.fsc.org
MIX
Papier | Fördert gute Waldnutzung
FSC® C083411

Zeitfracht Medien GmbH
Ferdinand-Jühlke-Straße 7
99095 Erfurt, Deutschland
produktsicherheit@kolibri360.de